Fracturas de la extremidad distal del radio.

Traumatología y cirugía ortopédica.

David Buendía López.

Cristina Giménez Velázquez.

Fracturas de la extremidad distal del radio.

Traumatología y cirugía ortopédica.

Primera edición.

Murcia. España. 21 abril de 2015.

Autores:

David Buendía López. (director)	Licenciado en Medicina y Cirugía. Especialista en Cirugía Ortopédica y Traumatología.
Cristina Giménez Velázquez.	Diplomada Universitaria en Enfermería.

ISBN-13: 978-1511853941
ISBN-10: 1511853948

Edición:

Amazon.

CreateSpace Independent Publishing Platform.

BooksInPrint.com®.

A nuestros hijos, Pablo y David.

Prefacio.

El hecho de dedicar una obra completa a una parte tan concreta de nuestro organismo no debe ser interpretado como un intento de superespecialización

La decisión de realizar esta obra está fundamentada en el deseo de arrojar algo de luz sobre el tratamiento de esta patología tan prevalente en nuestra población. El confusionismo que todavía existe en los distintos tratados referentes a esta patología nos hace trabajar diariamente para dar respuesta a todas las cuestiones que se suscitan ante un paciente que presenta una de estas fracturas.

Índice de capítulos.

Capítulo I.

Capítulo I. Perspectiva histórica de las fracturas del radio distal.

Autor:

David Buendía López.   Licenciado en Medicina y Cirugía.
                                    Especialista en Cirugía Ortopédica y Traumatología.

El tratamiento de las fracturas del radio distal ha sufrido una importante revolución a lo largo de las dos últimas décadas. La utilización de osteosíntesis mediante enclavado percutáneo con agujas K, la utilización de fijadores externos o la reducción cerrada e inmovilización mediante el uso de férulas o dispositivos compuestos de distintos tipos de materiales ha dejado paso al uso de placas de osteosíntesis fundamentalmente palmares, las cuales han revolucionado el tratamiento y manejo de este tipo de fracturas. (1)

El avance técnico producido en este tipo de material de osteosíntesis ha producido a su vez un impacto económico de grandes dimensiones, acortando los tiempos de recuperación de este tipo de fracturas y reduciendo las complicaciones que con frecuencia aumentaban la morbilidad de esta patología cuando se realizaban los antiguos tratamientos consistentes en inmovilizaciones. De estas complicaciones caben destacar las rigideces articulares y el temido síndrome de Volkmann, que provocaban en el pasado una tasa de incapacidad y de limitación funcional de la articulación de grandes dimensiones.

La utilización de una reducción abierta y osteosíntesis interna mediante el uso de placas de osteosíntesis permite una movilización precoz de la articulación de la muñeca con la consiguiente mejora funcional del arco de movilidad al final del tratamiento.

No obstante, incluso cuando el tratamiento quirúrgico está indicado después de valorar los distintos criterios quirúrgicos disponibles hasta el momento, todavía existen grandes controversias y reticencias por multitud de cirujanos ortopédicos a la utilización de la reducción abierta y osteosíntesis interna mediante el uso de placas volares de osteosíntesis. Dichas reticencias, basadas en que la restauración de la anatomía previa a la fractura es más importante que la técnica empleada a la hora de solventar este tipo de fracturas, nos mantienen aún alejados del uso extensivo de la reducción abierta y osteosíntesis interna mediante el uso de placas volares de osteosíntesis en el manejo de este tipo de fracturas.

Capítulo II.

Capítulo II. Epidemiología y etiopatogenia de las fracturas del radio distal.

Autores:

David Buendía López.   Licenciado en Medicina y Cirugía.
                                                        Especialista en Cirugía Ortopédica y Traumatología.

Cristina Giménez Velázquez.   Diplomada Universitaria en Enfermería.

Las fracturas del extremo distal del radio son una patología de una alta incidencia y prevalencia. Suponen alrededor del 20% de las fracturas tratadas por traumatólogos en España. Al estudiar la incidencia de esta patología pueden observarse claramente tres picos de distribución. En primer lugar, un pico de incidencia entre los 5-15 años en el que no se objetiva distinción entre sexos. En segundo lugar, un pico de incidencia alrededor de los 50 años en el que predomina este tipo de fractura entre varones. Y por último un pico de incidencia en mujeres mayores de 70 años. (2)

Los dos primeros picos de incidencia estarían relacionados con traumatismos de alta energía, fundamentalmente el uso de dispositivos móviles tales como bicicletas o triciclos en el primer grupo de edad y el uso de motocicletas o automóviles en el segundo.

El tercer pico de incidencia, en mujeres de más de 70 años, estaría claramente relacionado con caídas y traumatismos de baja energía en el que una densidad mineral ósea disminuida, fundamentalmente debido a situaciones de osteoporosis, sería un factor de riesgo para este tipo de fracturas.

Epidemiológicamente, la aparición de este tipo de fracturas pasados los 70 años está claramente relacionada con esa densidad mineral ósea disminuida, la cual no solamente es un factor de riesgo para la aparición de fracturas en el extremo distal del radio. En este sentido, existe una clara asociación entre este tipo de fracturas y la aparición de otro tipo de fracturas en pacientes de esa edad, tales como fracturas vertebrales, fracturas de la extremidad proximal del fémur y fracturas de la extremidad proximal del húmero. Por todo ello, una aproximación global al estado fisiopatológico de la matriz ósea de los pacientes de estas edades es fundamental de cara al tratamiento óptimo de las fracturas que se producen y de la prevención de las fracturas para las que existe un riesgo aumentado de producirse.

Por tanto, es papel tanto del traumatólogo como de otros facultativos (reumatólogos, internistas, médicos de atención primaria), enfermeros, fisioterapeutas y asistentes sociales el llevar a cabo una atención integral del paciente afecto de una fractura de extremidad distal del radio de cara a prevenir patologías que podrían aumentar la morbilidad de estos pacientes.

Capítulo III.

Capítulo III.   Diagnóstico de las fracturas del radio distal.

Autor:

David Buendía López.   Licenciado en Medicina y Cirugía.
                                              Especialista en Cirugía Ortopédica y Traumatología.

El diagnóstico de las fracturas del extremo distal del radio se basa en dos pilares fundamentales. Por un lado el examen físico acompañado de una historia clínica adecuada y por otro la realización de pruebas de imagen. (3)

1. Examen físico. Los hallazgos encontrados en la exploración física dependen en gran medida de la existencia o no de desplazamiento de los fragmentos de la fractura. De este modo la visualización de la clásica desviación radial y dorsal descrita por Colles dependerá en gran medida del desplazamiento ya mencionado.

    Una historia clínica detallada nos dará información apropiada respecto al mecanismo de lesión para establecer la severidad o no de la fractura y fundamentalmente respecto a la posible existencia de fracturas asociadas (sobre todo en lesiones de alta energía como las producidas mediante el uso de vehículos de motor o accidentes deportivos). De este modo, la exploración de las articulaciones del hombro y codo deben ser parte de la exploración rutinaria, así como la exploración del carpo y resto de la mano a fin de descartar importantes lesiones que pueden asociarse y así de este modo poderlas incluir en el estudio de imagen.

    La exploración del estado vascular debe ser incluida también en el examen físico de los pacientes afectos de fracturas del extremo distal del radio.

    Cabría destacar, dentro de la exploración neurológica completa a realizar, la valoración del nervio mediano a su paso por la muñeca. Este nervio puede sufrir complicaciones derivadas tanto de una lesión directa por los extremos fracturarios, por elongación directa en el momento de la fractura como por lesión secundaria por el hematoma que se produce horas después. Por tanto, la valoración tanto inicial como posterior del estado de este nervio debería tenerse en mente.

El manejo del dolor en este punto del manejo de las fracturas del extremo distal del radio no puede pasarse por alto. La utilización de los distintos analgésicos disponibles en el arsenal terapéutico, tanto vía enteral como parenteral, no puede dejarse pasar por alto para aumentar el confort del paciente. Así mismo, la inmovilización transitoria de la articulación de la muñeca mediante la utilización de diversos dispositivos disponibles en el mercado sería importante.

2. Estudios de imagen.

La realización de radiografías estándar PA, lateral y oblicuas son de gran utilidad cuando se sospecha una fractura del extremo distal del radio.

Adicionales proyecciones pueden obtenerse cuando es necesario objetivar desplazamientos de cara a decidir el tratamiento a seguir y sobre todo cuando es preciso descartar lesiones asociadas tanto en la mano, el resto del miembro superior y otras áreas corporales que podrían haberse lesionado (por ejemplo en lesiones de alta energía como accidentes de circulación o deportivos).

La realización de otros estudios tales como la tomografía axial computerizada o la resonancia magnética nuclear podría aumentar la exactitud de los hallazgos encontrados en la radiografía simple pero no son técnicas a realizar de forma rutinaria ni aportan datos de interés de cara a la decisión terapéutica de las fracturas del extremo distal del radio.

Este tipo de técnicas tendría cabida en el estudio de lesiones asociadas del carpo en las que exista una alta sospecha clínica pero el uso de radiografías simples no aporten datos de interés.

La realización de electromiografías no se considera una técnica rutinaria de urgencia, incluso ante la sospecha de una lesión del nervio mediano. No obstante, en casos seleccionados en los que los datos clínicos de lesión neurológica persiste pasadas unas semanas del origen de la fractura, sí estaría indicada la realización de esta prueba.

Capítulo IV.

Capítulo IV.   Clasificación de las fracturas del radio distal.

Autor:

David Buendía López.   Licenciado en Medicina y Cirugía.
                                        Especialista en Cirugía Ortopédica y Traumatología.

A lo largo de los años han surgido multitud de clasificaciones de las fracturas del extremo distal del radio. Todas ellas basadas fundamentalmente en criterios obtenidos a través de las radiografías simples con o sin comparativa contralateral. Estos criterios, que básicamente hay que tener en consideración, son los siguientes:

- Grado de conminución de la metáfisis distal del radio.
- Desplazamiento radiológico. Teniendo como punto clave en este sentido que la inclinación fisiológica radial es de unos 20º.
- Afectación o no de la articulación del radio con el carpo.
- Mecanismo lesional.

La combinación de estos criterios nos indica el grado de inestabilidad de las fracturas del radio distal, lo cual es de suma importancia de cara al tipo de tratamiento a considerar. De este modo, los principales signos de inestabilidad en las fracturas del radio distal son los siguientes:

- Afectación articular con un escalón articular mayor o igual a 2 milímetros.
- Desplazamiento de los fragmentos fracturarios mayor o igual a 2 milímetros.
- Fracturas tipo "Die Punch" en los que incluso si se consiguiera una reducción cerrada, el vacío metafisario que se crearía provocaría una inestabilidad importante.
- Fracturas en las que la inclinación fisiológica radial se haya corregido en 20 grados o más en comparación con la radiografía contralateral.
- Fracturas con conminución dorsal mayor a un tercio del diámetro anteroposterior de la diáfisis radial.
- Cualquier fractura que pierda la reducción en un plazo de dos semanas.

De este modo, los principales tipos de fracturas del extremo distal del radio que podemos observar serían los siguientes:

    I.   Fracturas sin desplazar, articulares.

    II.   Fracturas sin desplazar, extraarticulares.

    III.   Fracturas desplazadas, articulares.

    IV.   Fracturas desplazadas, extraarticulares.

    V.   Fracturas complejas.

En base a la presencia o no de cualquiera de estos criterios de inestabilidad se decidirá el tratamiento definitivo del paciente afecto de una fractura del extremo distal del radio. (4)

Cualquier tratamiento a aplicar siempre será atendiendo a los criterios de la fractura específica como a la situación clínica del paciente en ese momento determinado (pacientes que precisen de una actividad física importante, politraumatizados en los que el tratamiento de otras lesiones de mayor envergadura obligue a posponer el tratamiento de este tipo de fracturas).

Capítulo V.

Capítulo V.   Tipos de tratamiento de las fracturas del radio distal.

Autores:

David Buendía López.   Licenciado en Medicina y Cirugía.
                                        Especialista en Cirugía Ortopédica y Traumatología.

Cristina Giménez Velázquez.   Diplomada Universitaria en Enfermería.

Como se ha comentado previamente, el tratamiento de las fracturas del extremo distal del radio es controvertido y no se puede considerar ningún tratamiento como único. De hecho, una misma fractura podría tratarse de formas muy distintas atendiendo al facultativo que asistiera a dicho paciente.

Las distintas clasificaciones tampoco ayudan en ninguna manera a clarificar nada al respecto del tratamiento de las fracturas del radio distal ya que cuando se comparan distintos estudios en los que se han utilizado distintas clasificaciones y distintos tratamientos, la disparidad de datos no hace mas que aumentar.

La utilización de las distintas clasificaciones así como los principales criterios de inestabilidad de las fracturas del extremo distal del radio nos pueden ayudar a la hora de tomar una decisión terapéutica en un sentido o en otro. (5)

Las distintas modalidades terapéuticas empleadas en el tratamiento de las fracturas del extremo distal del radio son las siguientes:

1. Tratamiento ortopédico mediante reducción cerrada e inmovilización con yeso.

   Se trata de un tratamiento conservador indicado fundamentalmente en fracturas estables, sin ningún signo de inestabilidad o cuando por las características del paciente el tratamiento quirúrgico está desaconsejado

   Tanto el tipo de inmovilización como el tiempo en el que el paciente precisa llevarlo es controvertido y sujeto a continuo debate.

   En esta modalidad terapéutica es fundamental el control radiológico seriado de cara a vigilar un desplazamiento secundario del foco de fractura que nos obligaría a reconsiderar la estrategia terapéutica empleada.

   Desde el punto de vista clínico exige una vigilancia a lo largo del tiempo de cara a descartar la aparición de lesiones que podrían ser fatales como la contractura isquémica secundaria a una compresión excesiva por el uso de la inmovilización con yeso u otros materiales.

2. Tratamiento quirúrgico mediante reducción cerrada, osteosíntesis percutánea e inmovilización con yeso.

   Este tipo de modalidad terapéutica está a caballo entre un tratamiento puramente conservador y un tratamiento quirúrgico.

   Podría considerarse indicado en aquellas fracturas inestables en las que se pueda conseguir una correcta reducción cerrada y la situación clínica del paciente no permita un tiempo quirúrgico adecuado.

   Como todo tratamiento combinado, participa de las complicaciones inherentes tanto al manejo conservador como al quirúrgico de las fracturas del radio distal. Por tanto, se puede considerar un tratamiento cada vez más en desuso y superado por otras técnicas quirúrgicas.

3. Tratamiento quirúrgico mediante reducción cerrada o abierta y fijación externa.

Se trata de una modalidad terapéutica que tiene dos grandes indicaciones:

- Fracturas abiertas.
- Fracturas complejas con gran conminución.

En ambos casos, la reducción de la fractura y la fijación mediante los distintos dispositivos de fijación externa disponibles en el mercado tienen el fin de conseguir una alienación lo más anatómica posible, ya que sea debido a una fractura abierta o cuando exista gran conminución, las posibilidades de una restitución ad integrum resulta bastante complicado.

También en ambos casos y sobre todo en el caso de fracturas abiertas, la reducción de la fractura y la fijación externa puede ser una modalidad terapéutica transitoria y servir de puente hasta que resuelta cualquier situación clínica pueda realizarse un tratamiento quirúrgico mediante reducción abierta y fijación interna.

4. Tratamiento quirúrgico mediante reducción abierta y fijación con placa y tornillos.

Actualmente se puede considerar la técnica estándar en la mayoría de las fracturas del extremo distal del radio y la técnica que ha ido desplazando al resto de las anteriormente citadas.

La relevancia del uso de una determinada placa con respecto a otra no ha sido puesta de relevancia por ningún estudio publicado hasta el momento, por lo que no existe recomendación actual al respecto.

La utilización de un abordaje volar con protección de los elementos vasculares y nerviosos implicados en este abordaje (arteria radial y nervio mediano) exige de un conocimiento anatómico básico de cara a prevenir la aparición de serias complicaciones.

El uso de placas dorsales ha sido tomado en consideración en el tratamiento de las fracturas de la extremidad distal del radio. No obstante, desde un punto de vista técnico y anatómico han sido superadas por el uso de las placas de disposición volar.

Capítulo VI.

Capítulo VI.   Lesiones asociadas a las fracturas de la extremidad distal del radio.

Autores:

David Buendía López.   Licenciado en Medicina y Cirugía.
                                                 Especialista en Cirugía Ortopédica y Traumatología.

Cristina Giménez Velázquez.   Diplomada Universitaria en Enfermería.

Como ya se ha comentado a la hora de hablar de la etiopatogenia de las fracturas de la extremidad distal del radio, dichas fracturas poseen varios picos de incidencia, cada uno de los cuales está asociado a un distinto mecanismo lesional. Aquellos mecanismos que implican lesiones de alta energía (utilización de vehículos a motor, accidentes deportivos) pueden conllevar a la aparición de una serie de lesiones asociadas, tanto a nivel de otras regiones corporales (politraumatizados) como a nivel de la misma muñeca afectada. (5)

Las principales lesiones que aparecen asociadas a las fracturas del extremo distal del radio, y que por tanto hay que tener siempre en mente de cara a descartarlas cuando se nos presenta un paciente con una fractura del extremo distal del radio, son las siguientes:

a. Fracturas de la apófisis de la estiloides cubital.

Con una alta incidencia, de hasta el 50% según los estudios. La aparición de esta fractura asociada no implica que exista una inestabilidad radiocubital ni carpiana asociada.

El tratamiento adicional de esta fractura es controvertido. Distintos estudios han tratado de arrojar luz a esta decisión sin obtener conclusiones claras. No obstante, la aparición de una inestabilidad residual radiocubital es rara después de una fractura del extremo distal del radio.

b. Disociación escafolunar.

La lesión de los ligamentos escafolunares tras una fractura del extremo distal del radio puede ocurrir hasta en un tercio de los casos según los estudios publicados, variando desde una distensión de los mismos hasta la rotura completa.

Siempre debe ser sospechada esta lesión ante una fractura del extremo distal del radio producida por un mecanismo de alta energía, de cara a realizar un tratamiento conjunto de dichas lesiones y evitar complicaciones secundarias.

c. Disociación piramidolunar.

Al igual que la disociación escafolunar, debe sospecharse su presencia ante una fractura del extremo distal del radio tras un traumatismo de alta energía.

En ambos casos, la realización de radiografías simples posteroanteriores, laterales y oblicuas son necesarias. Incluso la práctica de dichas radiografías en el miembro contralateral nos puede servir de gran ayuda.

Adicionalmente, el uso de otras técnicas de imagen como la tomografía axial computerizada, la resonancia magnética nuclear y llegado el caso, incluso una artroscopia, pueden estar indicadas.

d. Lesión del fibrocartílago articular.

Hasta el 50% de los pacientes pueden presentar este tipo de lesión asociada, precisando de un diagnóstico radiológico o artroscópico de cara a establecer la presencia o no de una inestabilidad radiocubital asociada que implicaría un tratamiento más agresivo de la fractura del radio.

La presencia de esta lesión puede provocar una inestabilidad radiocubital residual que puede precisar un tratamiento adicional tras la resolución de la fractura del extremo distal del radio.

La reparación de este tipo de lesiones puede realizarse de forma artroscópica o a cielo abierto. Por tanto, su diagnóstico inicial puede influir en la modalidad terapéutica seleccionada para tratar la fractura del extremo distal del radio de cara a realizar un tratamiento conjunto de ambas lesiones en el mismo acto quirúrgico.

Capítulo VII.

Capítulo VII.   Complicaciones en el tratamiento de las fracturas del radio distal.

Autores:

David Buendía López.   Licenciado en Medicina y Cirugía.
                                              Especialista en Cirugía Ortopédica y Traumatología.

Cristina Giménez Velázquez.   Diplomada Universitaria en Enfermería.

Las fracturas del extremo distal del radio se asocian a una determinada serie de posibles complicaciones. Dichas complicaciones son inherentes a la propia fractura y otras lo son a los distintos tratamientos aplicados. (7)

Desde un punto de vista general, las complicaciones más frecuentes secundarias a las fracturas del extremo distal del radio serían:

- Neuropatía del nervio mediano.
- Artropatía primaria por fracturas intraarticulares o secundaria a consolidación viciosa.
- Inestabilidad tipo DISI.
- Rigidez.
- Consolidación viciosa.

No obstante, en la mayoría de las ocasiones los síntomas residuales podrían englobarse dentro de lo que se denomina como síndrome doloroso regional complejo, un cajón de sastre que engloba una variedad de síntomas residuales resultado de multitud de complicaciones.

En cuanto a las complicaciones en relación al tratamiento empleado en el manejo de las fracturas del extremo distal del radio, podrían dividirse en distintos grupos:

a. Complicaciones asociadas al tratamiento ortopédico.

Este tipo de tratamiento se asocia a mayores tasas de desplazamiento secundario y consolidación viciosa por lo que la realización de radiografías seriadas es fundamental en el manejo de este tipo de fracturas.

La ruptura del extensor largo del pulgar también se ha asociada en mayor medida al empleo de este tipo de tratamiento.

b. Complicaciones asociadas al uso de agujas percutáneas y fijadores externos.

Existen una serie de lesiones relacionadas con el uso tanto de agujas percutáneas como de los clavos de los fijadores externos. Podríamos destacar:

1. Lesiones nerviosas. Especialmente el nervio radial.
2. Lesiones tendinosas, siendo el tendón más frecuente involucrado el extensor largo del pulgar.
3. Desplazamiento secundario de la fractura por déficit de contención.
4. Infección tanto de partes blandas como osteomielitis. El contacto tanto de las agujas como de los clavos de los fijadores externos con la piel puede servir de puerta de entrada a gérmenes patógenos. En el caso de la utilización de agujas percutáneas se aconseja dejarlas bajo la piel aunque eso suponga una segunda intervención para su retirada.
5. Fracturas iatrogénicas.

c. Complicaciones asociadas al tratamiento con placas dorsales.

El uso de placas dorsales implica casi inevitablemente la irritación de los tendones extensores, así como la rotura de los mismos.

En este sentido, la retirada de dichas placas se aconseja prácticamente siempre lo que conlleva una segunda intervención.

d. Complicaciones asociadas al tratamiento con placas volares.
Entre las posibles complicaciones se podrían citar la lesión del nervio mediano, arteria radial y tendones flexores en el abordaje quirúrgico. No obstante, una técnica quirúrgica adecuada puede evitar cualquiera de dichas complicaciones.

Capítulo VIII.

Capítulo VIII.   Bibliografía.

Autores:

David Buendía López.   Licenciado en Medicina y Cirugía.
                                                    Especialista en Cirugía Ortopédica y Traumatología.

Cristina Giménez Velázquez.   Diplomada Universitaria en Enfermería.

1. Piñal F. Fracturas de radio distal: (algo de) luz al final del túnel. Patología del aparato locomotor. Vol 5. Supl. II:3-6.
2. Knirk JL, Jupiter JB. Intra-articular fractures of the distal end of the radius in Young adults. J Bone Joint Surg. 1986;68A:647-58.
3. Hanel DP, Jones MD, Trumble TE. Fracturas de la muñeca. Ortopedic Clinics of North America (Ed. Española). 2002;28(59):35-58.
4. Albaladejo F. Fracturas de la extremidad distal del radio. Enfoque actualizado. Fisioterapia. 2004. Marzo. Vol 26(2).
5. Ark J, Jupiter J. The rationale for precise management of distal radius fractures. Orthop Clin North Am. 1993;24:205-10.
6. Lindau T, Arner M, Hagberg L. Intraarticular lesions in distal fractures of the radius in young patients. J Hand Surg. 1997;22B:638-43.
7. Rikli D, Regazzoni P. Distal radius fractures. Schweiz Med Wochenschr. 1999;129:776-885.

www.ingramcontent.com/pod-product-compliance
Lightning Source LLC
Chambersburg PA
CBHW080650180526
45168CB00008B/3366